...AI SUR LA QUESTION

DE

...AGE DES SOLDATS

DANS LES CASERNES

PAR

Léon VILLEDARY,

Docteur en médecine de la Faculté de Paris,
Médecin stagiaire au Val-de-Grâce.
Lauréat (médaille d'argent), de l'École de médecine de Rennes.

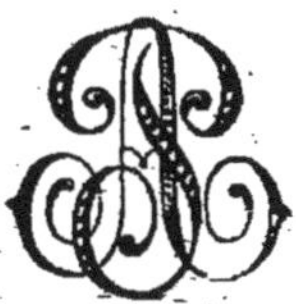

PARIS

A. PARENT, IMPRIMEUR DE LA FACULTÉ DE MÉDECINE
RUE MONSIEUR-LE-PRINCE, 29-31

1878

ESSAI SUR LA QUESTION

DU

LAVAGE DES SOLDATS

DANS LES CASERNES

PAR

Léon VILLEDARY,

Docteur en médecine de la Faculté de Paris,
Médecin stagiaire au Val-de-Grâce.
Lauréat (médaille d'argent), de l'École de médecine de Rennes.

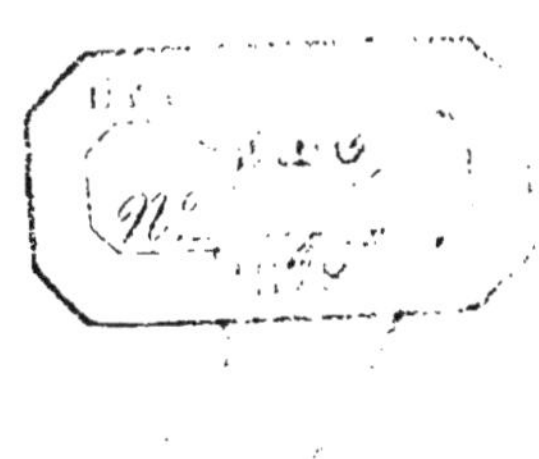

PARIS

A PARENT, IMPRIMEUR DE LA FACULTÉ DE MEDECINE
RUE MONSIEUR-LE-PRINCE, 29-31

1878

A MES PARENTS

A M. CHARLES DE BALATHIER

A LA MÉMOIRE VENÉRÉE DE M. DUHAMEL
Membre de l'Institut,
Fondateur du prix Duhamel.

A M. LE MAIRE DE LA VILLE DE RENNES

A M. LE DOCTEUR VALLIN
Professeur d'hygiène à l'École d'application du Val-de-Grâce.

A MON PRÉSIDENT DE THÈSE

M. LE PROFESSEUR BOUCHARDAT

ESSAI SUR LA QUESTION

DU

LAVAGE DES SOLDATS

DANS LES CASERNES

La propreté est la première règle de l'hygiène ; elle ne constitue pas seulement une vertu ; elle est avant tout un devoir. Et sa pratique amène avec elle sa récompense, car on peut presque dire qu'être propre c'est être bien portant.

L'homme, en effet, est plongé dans un milieu qui, par les poussières, par les déchets, par les mille produits d'altération et de décomposition qu'il contient, souille sans cesse la surface de son corps. Il y a plus, cette dernière elle-même est le théâtre où s'accomplit une élaboration constante de matériaux de différents ordres (produits de la perspiration insensible, de la sueur, de l'excrétion sébacée), mais qui tous, une fois débarrassés, par l'évaporation, de l'eau qui leur servait de véhicule, se déposent et s'accumulent à la périphérie de l'enveloppe tégumentaire, qu'ils recouvrent, en se mélangeant avec les impuretés venues du dehors, d'un enduit plus ou moins continu et plus ou moins concret.

Ce revêtement anormal de la peau par une couche de matières sans cesse épaissie a deux résultats :

1° Il gêne la fonction sécrétante de la surface cutanée, en obstruant mécaniquement les orifices des glandes et les pores dont elle est criblée, et en s'opposant, par conséquent, à l'élimination par cette voie de certains produits de déchet (acide carbonique, traces d'urée), qui, retenus dans l'économie, y déterminent un véritable empoisonnement. Privé des ressources de la respiration cutanée, l'individu devient jusqu'à un certain point comparable à ces animaux que l'expérimentateur recouvre d'un vernis, et, sans éprouver positivement, comme ces derniers, les phénomènes d'une asphyxie lente, il impose tout au moins à ses poumons un surcroît de travail, qui amène un état congestif habituel de ces organes et leur procure une prédisposition toute spéciale aux différentes phlegmasies — d'autant plus, remarquons-le, que la fonction sudorale, entravée, n'est plus assez puissante pour déterminer, le cas échéant, une dérivation salutaire. Qui nous dit, enfin, qu'il ne se produise pas sous cette influence une sorte d'intoxication graduelle, essentiellement chronique, à peine sensible, mais digne cependant de figurer, pour une certaine part, dans l'étiologie — encore un peu obscure — de quelques-unes de ces affections spéciales à la classe pauvre et misérable, presqu'exclusivement composée comme on sait, de gens malpropres, ne prenant aucun soin de leur personne ?

2° Par sa présence sur une surface vivante, ce magma, en partie excrémentitiel, et devenant, en tous cas, rapidement l'objet de décompositions multiples, détermine une irritation locale incessante. De là, un appel puissant vers la peau de toutes les manifestations de la

diathèse à laquelle le sujet peut avoir été voué par l'hérédité, ou, même, chez un individu non prédisposé,
l'éclosion de troubles inflammatoires cutanés, de dermatoses parfois rebelles.

Pour éviter de tels inconvénients, il est donc indispensable de débarrasser, par des lavages suffisamment
répétés, la surface du corps des matériaux qui s'y sont
accumulés.

Tous les peuples, dans tous les temps, ont compris
cette nécessité; aussi, chez tous, l'usage des bains a–t-il
existé, et cet usage, toujours d'autant plus développé
que le peuple lui-même présentait un état de civilisation plus avancé, a subi à travers les siècles un accroissement parallèle à la marche du progrès. Les bains
froids étaient fort en honneur chez les anciens, auxquels leurs croyances mythologiques, il faut le dire,
devaient rendre des plus attrayantes la fréquentation
des rivières et des fleuves, qu'elles peuplaient pour eux
de nymphes et de naïades. Les Spartiates, après les
exercices de la course ou de la lutte, tout ruisselants de
sueur, se plongeaient volontiers dans l'Eurotas, où ils
puisaient sans aucun doute, pour une bonne part, cet
appétit merveilleux capable de leur faire trouver quelque
saveur au brouet. Une coutume analogue existait
dans les autres parties de la Grèce, où elle se compliquait
même de l'usage des bains chauds, surtout à Athènes,
où les établissements thermaux avaient acquis, dans
les derniers temps de la République, un degré de perfection presque comparable à celui qu'offrirent plus tard
les bains de l'Empire romain. Ces derniers sont restés
légendaires, à juste titre, car ils surpassaient par leur
luxe et atteignaient presque par leurs savantes dispositions le confort et la perfection de fonctionnement de

nos établissements hydrothérapiques modernes les mieux installés. Sans comprendre de tels raffinements balnéaires qui, du reste, eussent cadré assez mal avec la nature rugueuse de leur peau, toujours à moitié découverte, les Barbares eux-mêmes, Francs, Germains, Goths et Teutons, avaient de l'eau et de la natation une habitude suffisante, pour qu'un fleuve à passer à la nage ne les arrêtât pas dans leurs marches en avant ou dans leurs retraites.

Les peuples orientaux, enfin, habitants de contrées ordinairement chaudes, où la transpiration, plus active, amène aussi un encrassement cutané plus rapide, ont tellement senti la nécessité de lavages du corps fréquemment répétés, qu'ils en ont élevé l'usage à la hauteur d'un précepte de religion, et les ablutions prescrites par le Coran sont chaque jour dévotement exécutées par les Croyants, à la plus grande gloire de Mahomet, et surtout au plus grand bénéfice de leur santé personnelle.

Aujourd'hui, quelles que soient la religion qu'il professe et la contrée qu'il habite, en hiver, comme en été, par les froids les plus rigoureux comme par les plus fortes chaleurs, l'homme a pris l'habitude des bains de corps, car il se rend parfaitement compte — et l'expérience lui a appris — que ce moyen est un des plus propres à conserver la santé, comme aussi son oubli ou sa négligence est une source féconde d'indispositions ou de maladies. Aujourd'hui, l'usage des bains, des ablutions et des douches, comme simple moyen de propreté, est un usage vulgaire, et nous pouvons même ajouter, en nous applaudissant d'un semblable résultat, très-avantageux, suivant nous, que, dans le traitement des maladies, l'hydrothérapie est devenue de nos jours l'un des moyens thérapeutiques les plus à la mode.

Et cependant, au milieu de cette tendance universelle aux pratiques hydrothérapiques, tendance en rapport, du reste, avec le développement de notre civilisation, il est une classe de la Société, disons-mieux, une partie du grand corps social, qui n'a nullement bénéficié sous ce rapport des progrès accomplis. Dans l'armée, car c'est d'elle que nous voulons parler, dans l'armée l'homme *ne se lave pas !* Le soldat, chose triste à dire, passe huit mois de l'année sans pouvoir humecter d'une goutte d'eau la surface de son corps ; durant huit mois, d'octobre à juin, le soldat n'est pas une seule fois conduit dans un établissement de bains ; il ne fait pas la moindre ablution, on ne lui fournit même pas une éponge avec laquelle il puisse, de temps à autre, après l'avoir imbibée d'un peu d'eau, opérer quelques frictions sur l'étendue de sa surface cutanée.

Bien plus, ce n'est que tout récemment qu'on vient de prendre des mesures permettant au soldat de se nettoyer régulièrement la figure et les mains. Il y a quelques mois à peine, et un tel état de choses existe même encore à l'heure qu'il est dans plus d'une caserne, le soldat ne trouvait l'eau nécessaire à sa toilette qu'à la pompe ou dans l'auge existant dans la cour de la caserne. C'est là qu'il devait descendre, par tous les temps, se mettre en corps de chemise, déboutonner le col et relever les manches de ce vêtement, et rester le temps nécessaire au lavage. Même manière de procéder pour le lavage des pieds qui, du reste, n'est vérifié que par des inspections qui n'ont rien de régulier ni de fréquent. On conçoit si une pareille façon de faire sa toilette était séduisante, quand le thermomètre descendait à

7° ou 8° au-dessous de zéro, et quelle vive impatience d'y procéder les hommes éprouvaient alors. Cette paresse, d'ailleurs, n'était-elle pas justifiée par la crainte bien légitime de prendre une fluxion de poitrine, une pleurésie ou quelqu'autre affection a frigore. Aujourd'hui — hâtons-nous de constater ce véritable progrès — dans les nouvelles casernes, sont installés des lavabos qui, constitués pour la plupart par des vasques de marbre munies de robinets (1), sont fort beaux et présentent une très-grande commodité. Voilà pour la figure et pour les mains ; mais qu'a-t-on fait pour le reste du corps? Rien absolument jusqu'ici, et l'on conviendra que le visage et les extrémités supérieures ne sont pas les seules portions de notre surface cutanée qui aient droit à l'honneur du lavage ; elles ne sont pas souvent, en effet, les plus sales. Il y a la baignade, en été, dira-t-on. Mais la baignade ne dure que quatre mois tout au plus, et son bénéfice, au point de vue de la propreté, ne saurait se prolonger bien longtemps. Avec les conditions qui lui sont faites : exercices violents amenant une transpiration fréquente, contact avec des poussières de toutes sortes, souvent absence de chaussettes, corvées de toute nature (entre autres celles de l'écurie, pour les cavaliers), vie en commun, etc., le soldat ne peut rester propre qu'un bien court espace de temps, et nous mettons en fait que, quinze jours après son dernier bain froid, il est tout aussi sale qu'il l'était quinze jours avant son premier. Et, comme ces conditions existent en hiver aussi bien qu'en été, il n'y a aucune raison pour que, en hiver, le soldat ne se lave pas, comme il le faisait en été.

(1) Caserne de la Pépinière.

Il suffit, du reste — et notre position de médecin
militaire nous a permis d'en faire une expérience, hélas !
bien fréquente, — il suffit, disons-nous, d'avoir vu la
surface du corps de quelques soldats, pour se convaincre combien ces malheureux sont sales, couverts de
crasse, et quel besoin ils auraient de se laver. « Nous
savons, dit M. le médecin-major Dumal (1), combien
sont sales chez nos hommes la surface cutanée, les
organes génitaux et les pieds en particulier, au point
qu'ils deviennent eux-mêmes les agents de la viciation
de l'air qu'ils respirent. » Quiconque, en effet, a pé-
nétré, un matin, dans une chambrée, n'oubliera de sa
vie cette odeur âcre et nauséabonde qui l'a saisi, à son
entrée, et suffoqué, pour ainsi dire. Aussi, si nous avions
quelque contradicteur, s'il était quelque personne pour
laquelle l'utilité de l'innovation que nous allons proposer ne fût pas évidente, le meilleur argument que
nous pourrions lui opposer, celui qui aurait, nous en
sommes persuadé, le plus de poids pour la convaincre,
serait de lui faire faire quelques-unes de ces visites
matinales dans les dortoirs de nos casernes.

Beaucoup de personnes, en effet, se font une idée
très-inexacte de la propreté du soldat, et vivent à cet
égard des illusions qu'elles ont acquises en assistant au
défilé de nos troupes, brillantes et empanachées, à
quelque grande revue ou à quelque parade d'honneur.
« Chose curieuse ! » s'écrie M. le médecin-major Riolacci (2), « pour le vulgaire, le soldat est le type de la
propreté. En le voyant toujours reluire des pieds à la

(1) Recueil de Mémoires de médecine militaire, 1861, t. V, p. 383
(2) Recueil de Mémoires de médecine militaire, 1867, tom. XVIII,
page 108.

tête, en le voyant toujours habillé à neuf, ou, du moins, vêtu d'habits toujours irréprochables, qui s'imaginerait que cette exquise propreté n'est qu'extérieure ? Aussi, peu s'en faut qu'on ne dise propre comme un soldat, comme on dit vulgairement propre comme un sou. Mais, que dis-je ! par un étrange abus de mots, dans l'armée elle-même, où l'on sait cependant à quoi s'en tenir, ne distingue-t-on pas et ne note-t-on pas les soldats en soldats propres et en soldats sales ? Et, pourtant, la réalité est souvent que le soldat réputé le plus propre se trouve être le plus sale, et réciproquement. C'est assez dire que dans les corps de troupes, autant on s'occupe de la propreté des vêtements extérieurs, autant on s'inquiète peu des parties qu'ils cachent. Pourquoi s'en inquiéterait-on d'ailleurs ? La masse individuelle et l'ordinaire pourvoient largement les soldats de tous les moyens d'entretenir la propreté de leurs effets et de leur armement ; mais quels moyens a-t-on fournis pour entretenir la propreté de la peau ? — Il est aisé, d'après cela, de concevoir que le changement de linge devient illusoire. Quelle apparence de propreté peut conserver une chemise appliquée sur le corps d'un soldat qui n'a jamais pris un bain, qui, quelquefois, vient de faire un séjour de quinze à vingt jours à la cuisine ? »

Un tel état de choses est en contradiction, non-seulement avec les règles les plus banales de l'hygiène, mais encore avec les préceptes de l'humanité, qui commande au pays une sollicitude toute spéciale pour les hommes chargés de le défendre, et qui lui consacrent les plus belles années de leur existence. C'est inspiré par ces considérations, et encouragé par l'espérance que notre tentative, quelque modeste qu'elle fût, pourrait peut-être, dans la suite, être de quelque utilité au soldat, que nous avons voulu étudier, pour en proposer ensuite l'application, les moyens les plus aptes à obtenir et à conserver chez les hommes de notre armée une propreté du corps aussi parfaite que possible. Nous entreprenons ce travail sous les bienveillants auspices de M. le professeur Vallin, qui, non-seulement a bien voulu nous communiquer le rapport si complet et si plein de curieuses recherches qu'il a présenté, l'année dernière, à la Commission d'hygiène et de salubrité des locaux militaires, sur cette question du lavage des soldats dans les casernes, — rapport auquel nous ferons de si fréquents emprunts — mais encore a consenti à diriger lui-même les recherches et les expériences que nous avons entreprises sur ce sujet dans la salle d'hydrothérapie du Val-de-Grâce. Qu'il nous soit permis d'offrir ici à notre savant maître l'expression de notre profonde reconnaissance !

Ce n'est pas d'aujourd'hui qu'on s'occupe de cette question d'assurer le lavage fréquent de la troupe ; on pourrait presque dire que cette étude est vieille de plusieurs siècles. Mais, c'est surtout dans ces vingt dernières années que les esprits s'y sont spécialement appliqués, et que nos médecins et nos officiers ont proposé ou tenté divers moyens pour arriver à un résultat avantageux pour l'armée. Nous allons successivement passer en revue ces différentes tentatives, dont nous essaierons ensuite de discuter les avantages et les inconvénients, en un mot d'apprécier la valeur.

En 1861, M. le médecin-major Lécard, faisant ressortir tout ce que la malpropreté ordinaire du soldat offre d'inconvénients pour le sujet lui-même et pour les hommes avec lesquels il est appelé à vivre, proposa d'utiliser le surcroît de calorique des fourneaux de cuisine pour alimenter une sorte de piscine dans laquelle seraient reçus tous les jeunes soldats, et où chaque homme du régiment, à tour de rôle, pourrait passer tous les mois.

Reprenant cette idée, M. le médecin principal Grellois lui donna un développement tout particulier et voici le système complet dont il demandait l'adoption, cette même année 1861 (1).

«Il suffirait de disposer, dans une chambre voisine de la cuisine et en communication facile avec elle, un bassin susceptible de contenir un nombre déterminé d'individus, et où l'eau chaude serait directement amenée des fourneaux par un tuyau garni d'un robinet. Les conditions les plus favorables nous sembleraient réalisées par une piscine de trois mètres carrés, légèrement élevée au-dessus du sol extérieur, pour faciliter le libre écoulement des eaux, garnie de banquettes dans tout son pourtour. Les dimensions que nous venons d'indiquer sont suffisantes pour que vingt hommes puissent se baigner à la fois, savoir : cinq assis sur chacune des deux faces opposées, trois sur chacune des deux autres, et quatre se frictionnant au milieu du bassin. En admettant une hauteur de 0 m. 80 d'eau, qui s'élèverait à 1 m. par la présence des baigneurs, il suffirait de 7 hect. 20 de liquide pour remplir cette piscine. Si nous admettons encore que la température de l'eau telle qu'elle est amenée au bassin, soit en moyenne de 10° (la température des eaux de sources, de puits, de fontaines, s'éloigne généralement peu de la température moyenne de la contrée, que, souvent même, elle représente avec exactitude), il faudra, pour l'élever à 30°, température convenable pour les bains, lui communiquer artificiellement une

(1) Recueil de Mémoires de médecine militaire, 1861, t. V, p. 287.

chaleur supplémentaire de 20°. Ce résultat sera obtenu en faisant arriver à la piscine 1 hect. 50 d'eau, chauffée à un degré voisin de 100° qui se mélangera avec 5 hect. 70 d'eau à 10°, pour donner à la masse une température de 30°. On voit ainsi que ces bains, distribués tous les jours à quarante hommes, ne coûteraient rien ou à peu près, en sus des frais de première installation. »

Un tel système aurait un avantage, ce serait, comme le fait remarquer son auteur, de n'être pas bien coûteux; mais, il présente, dès l'abord, un inconvénient capital, celui de n'offrir, par suite des conditions spéciales de local qu'il exige, qu'une possibilité d'application fort restreinte. M. le médecin-principal Grellois lui-même en fait l'aveu : « Cette mesure, si éminemment utile, ne serait applicable qu'à quelques casernes et ne saurait être aujourd'hui généralisée; longtemps encore, on ne peut compter que sur quelques tentatives isolées. » Ce n'est pas là tous les inconvénients qu'offre ce système. Dans son fonctionnement, en effet, 20 hommes se lavent ensemble, dans la même eau. Outre qu'il rendrait la surveillance et la constatation du nettoyage individuel assez difficiles, ce lavage en commun, dans une eau rapidement souillée par le grand nombre des baigneurs, n'inspirerait-il pas aux hommes, ainsi que le fait remarquer M. Vallin, une répulsion justifiée? Celle-ci existerait, à un bien plus haut degré encore, si on allait, comme le propose, à un moment donné, M. Grellois, jusqu'à laver 40 hommes dans la même eau, c'est-à-dire à donner aux 20 derniers le liquide ayant déjà servi aux 20 premiers; car une eau ayant lavé 20 soldats, que serait-ce, grand Dieu !

Comme s'il se rendait compte que ce moyen de lavage est un peu défectueux et insuffisant, le même auteur, qui, du reste, nous devons le dire, se place presque exclusivement au point de vue du nettoyage des recrues arrivant au corps, propose une autre façon d'assurer, dit-il, la propreté de ces hommes ; ce second mode de lavage consiste en bains de vapeur, obtenus avec une simple couverture et un réchaud.

« L'homme placé dans une chaise ou sur un tabouret, s'enveloppe d'une couverture ; un petit vase, de forme et de matière quelconques, contenant une faible quantité d'eau, est placé entre les jambes, sous la couverture, et, dans ce vase, on projette de temps à autre un caillou rougi au feu. Des vapeurs se dégagent en abondance, et, emprisonnées sous la couverture, elles se condensent à la surface du corps. D'autre part, la température élevée de ces vapeurs provoque une transpiration active, et, sous cette double influence, l'eau ruisselle bientôt sur toute l'étendue des téguments. Quelques frictions énergiques, faites par l'homme lui-même, suffisent à le débarrasser de toutes les impuretés dont il est couvert et impriment à la peau une souplesse qui assure le libre exercice de ses fonctions. »

L'inventeur de ce procédé se fait, croyons-nous, quelques illusions sur son efficacité, et le nettoiement ainsi obtenu ne serait, à coup sûr, que fort incomplet ; car cette vapeur d'eau, se mélangeant à une sueur abondante, perdrait la consistance limpide et la pureté qui lui sont précisément nécessaires pour bien dissoudre les enduits cutanés ; de plus, l'opération serait fort longue, et, s'il fallait laver tout un régiment par ce moyen, on n'en viendrait certainement pas à bout en moins de deux mois. Enfin, le plus grave reproche qu'on puisse adresser à cette dernière proposition est celui dont est passible tout bain de vapeur, appliqué, dans nos climats froids ou tempérés, à un homme dans un état de santé normal. Le bain de vapeur, en effet, par la sudation abondante qu'il provoque, est affaiblissant ; il exerce, en outre, sur le système nerveux, probablement par la température élevée à laquelle il porte notre corps, une action dépressive, amollissante, recherchée précisément par les Orientaux, qui l'emploient avec une grande fréquence ; enfin, il augmente considérablement la susceptibilité des téguments vis-à-vis du froid extérieur, et favorise ainsi le développement de toutes les affections que celui-ci tient sous sa dépendance.

Ces dernières objections sont précisément celles qui s'adressent au système proposé par M. le chef de bataillon du génie, Marchand, en 1866, puis de nouveau en 1871 (quelques mots prononcés à Moulins, au sujet de la propreté et de l'hygiène du soldat). Nous en empruntons la relation au rapport de M. Vallin.

« M. Marchand propose l'établissement d'une salle de vapeur ou étuve, voûtée, en briques creuses, de 2 m. 80 de hauteur. Un fourneau placé en dehors de l'étuve, et dont la cheminée en fonte chaufferait le sol de la salle, servirait à la production de la vapeur ; le dallage serait recouvert d'un plancher à claire-voie, qui laisserait couler dans une rigole la vapeur condensée et l'eau de lavage. Dans cette étuve le soldat prendrait un bain maure, s'inonderait d'écume de savon, se frictionnerait comme le font les Arabes et achèverait de se laver en s'aspergeant d'eau tiède. Le commandant Marchand pense qu'on pourrait ainsi laver quarante hommes en une heure et demie, et que l'organisation de l'étuve et du vestiaire ne dépasserait guère 3,000 francs par régiment. »

Ce procédé, supérieur au précédent en ce qu'il assurerait, d'une façon beaucoup plus certaine, le nettoyage des hommes, s'en rapproche cependant, en ce que, comme lui, il constitue un bain de vapeur. C'est un véritable bain d'étuve oriental, bain qui affaiblirait le soldat, et surtout, comme nous le disions tout à l'heure, augmenterait la sensibilité et l'impressionnabilité de sa peau, alors que, comme le fait remarquer M. Vallin: « Tous les efforts de l'hygiène militaire doivent avoir pour but d'endurcir le soldat, de le rendre rustique et capable de résister aux influences extérieures. » Ces remarques, suffisantes croyons-nous, pour faire rejeter un tel système, nous dispensent d'insister sur les difficultés notables que nécessiterait son installation.

Quittant désormais le domaine des simples projets, nous entrons dans celui de l'expérience ; car les systèmes qu'il nous reste à exposer ont eu la bonne fortune d'être appliqués, ce qui a permis de constater, d'une façon précise, leurs avantages et leurs inconvénients.

M. le Médecin-major Riolacci, en appliquant un système dû à l'initiative de M. le commandant d'Avout d'Auerstaedt, a réussi à faire laver, tous les quinze à vingt jours, pendant huit mois (hiver de 1867), les hommes du 13me bataillon de chasseurs à pied. De la description très-détaillée qu'il donne de cette installation (1), nous citerons les passages les plus saillants, suffisants d'ailleurs pour en fournir une idée très-complète.

« Au lieu de baignoires, nous avons fait confectionner de vastes bassins en fer battu, dans lesquels on pût commodément s'asseoir, et dans lesquels le niveau de l'eau fût à peu près ce qu'il est dans les bains de siége ordinaire. Ainsi qu'on le voit, une fois que l'homme, en croisant ses jambes, est assis dans le bassin, il plonge dans l'eau jusqu'à la ceinture. Six bassins pour six compagnies nous ont paru suffisants pour permettre de donner un bain à chaque soldat tous les quinze ou vingt jours. Ces bassins ont été confectionnés par la maison Godillot, sur les mesures que nous avions fournies (0 m. 80 de diamètre, 0 m. 21 de hau-

(1) Loc. cit.

teur), au prix de 13 francs par bassin, ensemble 78 francs. Pour la régularité du service, nous avons disposé les six bassins dans une chambre spéciale (1). Celle-ci a été pourvue du mobilier le plus strictement nécessaire : un poêle pour l'hiver, deux bancs pour recevoir les vêtements, et des planches devant les bassins, faisant office de tapis, une grosse éponge par bassin, enfin, au-dessus de chaque bassin, un clou pour poser la serviette (2).

« La salle des bains est sous la surveillance d'un sergent. Voici de quelle façon les bains sont administrés. Tous les jours (quand le service le permet), trois heures après le repas du matin, c'est-à-dire vers midi et demie, six hommes de chaque compagnie sont désignés, en commençant par la droite, et conduits par le caporal de semaine dans la salle des bains. Les bassins sont déjà remplis de la quantité voulue d'eau froide. On verse aussitôt l'eau chaude, dont la quantité est aussi mesurée (10 litres à 100° ou un bidon d'eau chaude dans 20 litres ou deux bidons d'eau froide, par bain). Pendant ce temps, les hommes quittent leurs vêtements, qu'ils déposent en ordre sur les bancs, et viennent s'asseoir dans le bassin, où, avec la main et l'éponge. ils se lavent des pieds à la tête. Vingt minutes sont accordées à chaque fournée de baigneurs. Une deuxième escouade arrive, vide les bains, les remplit, se baigne, et ainsi de suite. De telle sorte que, en deux heures, vingt-six chasseurs peuvent prendre un bain de propreté complet. Dans le délai de vingt jours, tout le bataillon peut s'être baigné.

« En procédant comme nous l'avons fait, nous avons pu donner trente-six bains avec 10 kilog. de charbon, et cela, pendant les mois d'hiver, c'est-à-dire au moment où la température de l'eau froide descend à son minimum. Le prix du charbon de terre étant de 4 fr. 50 ou 5 fr. les 100 kil., on voit que le bain revient à moins de 0 fr. 02. »

(1) Qui pourrait n'être autre que la cuisine, complètement vide depuis la soupe du soir jusqu'à l'extinction des feux, et avantageuse même pendant l'hiver, à cause de la température élevée à laquelle elle se maintient.

(2) Cette serviette était acquise par chaque homme à la place d'un des mouchoirs réglementaires, et lui servait d'ailleurs pour sa toilette journalière.

Ce système est d'une grande simplicité ; il ne nécessite pas d'installation coûteuse , son fonctionnement n'entraîne pas une dépense journalière bien élevée, et enfin il permet le lavage assez rapide d'un grand nombre d'hommes. Aussi, ne trouvons-nous aucun reproche sérieux à lui adresser — car, le matériel un peu encombrant qu'il nécessite pouvant rester affecté à la caserne, au lieu d'être emporté par le régiment, il n'y a même pas de ce côté matière à objection — et c'est lui bien certainement que nous conseillerions, si les systèmes qui nous restent à examiner, ou à proposer, ne nous paraissaient lui être supérieurs encore à beaucoup d'égards. Pour le moment, nous en restreindrions l'application aux casernes qui ne sont pas alimentées par un service d'eau public, et où l'eau des pompes ne peut être facilement élevée au-dessus du sol.

Jusqu'ici, on a pu le remarquer, tous les systèmes que nous avons décrits ont présenté ce caractère commun de se rapprocher plus ou moins du bain ordinaire; ils n'en sont à vrai dire qu'une modification plus ou moins ingénieuse : dans tous, l'homme se lave en se plongeant dans un réservoir quelconque, contenant une eau à une température élevée, et à un niveau plus ou moins considérable. En somme, tous ces systèmes peuvent se grouper sous le titre de : *Lavages par immersion.*

Or, maintenant, nous avons à considérer un ordre de propositions toutes différentes, et dans lesquelles nous allons voir intervenir un élément nouveau: la mise en mouvement de l'eau destinée à opérer le lavage. C'est ce qu'on peut appeler les *Lavages par aspersion.* L'aspersion ou affusion est la projection sur le corps d'une quantité d'eau restreinte, à une température variable, et tombant d'une certaine hauteur en pluie fine. Elle ne diffère de la douche en pluie que par la quantité moins considérable d'eau employée, la température moins bien déterminée de cette eau, et surtout le but qu'on se propose en l'employant, et qui n'est qu'un simple but de propreté.

Au point de vue du lavage du corps, le système par aspersion nous paraît réaliser sur le système par immersion un progrès considérable, tel qu'il nous semble rendre impossible toute hésitation dans le choix entre ces deux modes d'opération. C'est ce que nous allons nous efforcer de démontrer.

Dans l'aspersion, l'eau tombant d'une certaine hauteur, acquiert, par suite de l'action de la pesanteur, une vitesse et un mouvement qui la rendent propre au plus haut degré à dissocier mécaniquement et à entraîner avec elle les produits plus ou moins concrets qui revêtent la surface cutanée, sur laquelle elle glisse et qu'elle parcourt successivement dans toute sa hauteur. Constamment renouvelée, d'ailleurs, l'eau conserve une pureté permanente. Aucune partie du liquide, enfin, n'est perdue : chaque goutte d'eau est utilisée. Aussi, la masse totale de l'eau suffisante pour obtenir un nettoyage complet est-elle infiniment inférieure à la masse de l'eau employée dans un bain, pour arriver au même résultat. La proportion est d'environ de 1 à 10. Une comparaison, empruntée aux actes de la vie journalière et, due à la plume originale de M. le Dr Merry-Delabost, fait parfaitement saisir la réalité d'une telle différence : « Pour laver les mains dans une cuvette, dit le médecin en chef des prisons de Rouen, il est nécessaire d'employer une assez grande quantité d'eau, tandis qu'on arrive à un résultat tout aussi complet, au moyen d'une proportion beaucoup plus faible d'eau coulant d'un robinet. » Donc, premier point, la dépense de l'eau employée, avec le système de l'aspersion, est considérablement restreinte.

Mais, ce lavage beaucoup plus facile a une autre conséquence, c'est la rapidité plus grande de l'opération. Ceci n'a point besoin de démonstration.

Troisième conséquence : si la quantité d'eau employée, lorsqu'il s'agit d'une aspersion, est dix fois moins considérable que lorsqu'il s'agit d'un bain, en admettant qu'on porte cette eau à une température égale dans les deux cas, dans le premier, il est évident qu'il faudra dix fois moins de combustible pour amener le liquide au degré de chaleur convenable, que dans le second. En outre, remarquons que, dans l'aspersion, le corps n'étant pas entièrement plongé dans le liquide, comme il l'est dans un bain, et surtout le contact, par suite de la rapidité de l'opération, devant se prolonger infiniment moins longtemps, l'eau n'a pas besoin d'être portée à une température aussi élevée. Donc, et pour une double raison, amoindrissement dans la quantité de calorique à développer, c'est-à-dire diminution de la dépense de combustible.

En résumé, avec le système de l'aspersion, économie de liquide, économie de combustible, économie de temps. Certes, voilà des avantages d'une haute valeur, et il n'en faudrait pas tant pour établir la supériorité d'un système.

Ajoutons enfin, qu'en élevant assez peu, ou même mieux, en respectant complètement la température de l'eau employée, on pourrait, à l'aide de ce système d'as--

persions, procurer au soldat, en outre des avantages banals du nettoyage, tous les effets hygiéniques de la douche en pluie. Mais c'est là une question qui nous entraînerait trop loin pour le moment, et que nous nous réservons de traiter, lorsqu'il s'agira de discuter le degré de température à donner à l'eau de lavage.

C'est au général de Cortigis, commandant à Marseille en 1857, et grand partisan de l'hydrothérapie (1), que revient la première initiative d'une installation du genre de celles dont nous parlons. Ce fut le 33ᵐᵉ de ligne, régiment auquel nous appartenons nous-même, et dans lequel nous savons que les innovations, pourvu qu'elles soient véritablement utiles, reçoivent toujours un favorable accueil, qui bénéficia de celle-ci. Voici la relation qu'en donne M. Dumal, alors médecin-major à ce régiment (2).

« Dans un coin de la caserne de la Corderie, le général de Cortigis fit construire par le génie une baraque en planches de quatre mètres carrés environ, partagée par une cloison en deux pièces distinctes. Autour de la première, on a disposé un banc surmonté d'un râtelier, pour suspendre les habits ; c'est dans celle-là que les hommes se déshabillent. La seconde reçoit, des réservoirs de la ville, un conduit d'eau de trois centimètres de diamètre, muni d'un robinet et terminé par un tube long de un mètre, percé en pomme d'arrosoir dans toute sa longueur. Le tube arrosoir est situé à 1 m. 60 au-dessus du sol. Le plancher recouvert d'une feuille de zinc forme une vaste cuvette, dont les bords sont relevés perpendiculairement et fixés au mur par une maçonnerie en plâtre. Une légère déclivité, ménagée vers l'un des angles du plan-

(1) Le médecin militaire ne saurait trop s'efforcer de développer chez les chefs un goût qui peut avoir des conséquences si avantageuses pour leurs soldats.

(2) Loc. cit.

cher, y réunit les eaux, qui s'écoulent rapidement dans un égout. La baraque a coûté 200 francs, tous frais payés.

« Pendant tout l'été et une partie de l'automne 1858, les caporaux et soldats ont pu être conduits à la douche par compagnie, sous les ordres du sergent de semaine, qui s'assure que les hommes se lavent complètement. Ceux-ci se déshabillent dans la première pièce, et, munis d'un morceau de savon, ils vont se mettre par trois à la fois sous le tube arrosoir ; trois minutes leur suffisent pour se nettoyer de la tête aux pieds (nous avons assisté à l'expérience).

« Dès que la première série s'est retirée, elle fait place à trois nouveaux venus, préparés à l'avance, et, ainsi de suite. Nos compagnies étaient fortes de 65 hommes en moyenne ; en défalquant de ce chiffre les hommes de service, il restait à peu près 350 individus qui passaient à la douche de 12 h. à 4 h. du soir, et cela sans fatigue, sans désordre, avec la plus grande décence et la certitude que chaque soldat en est sorti très-propre. »

Pendant quatre mois, de juin à octobre, ce système fonctionna. Personne ne se plaignit de l'eau froide ; au contraire, les bains étaient recherchés, pris avec plaisir et améliorèrent très-notablement l'état sanitaire du régiment. L'hiver vint, et l'on dut cesser les douches, *bien moins à cause de la température de l'eau* (1), que par suite du mauvais état de la cabane, qui était très mal close et où les hommes pouvaient prendre mal en s'habillant. Plus tard, la Corderie fut transformée en hôpital temporaire, et la logette disparut.

« Voilà, certes, dit M. Vallin, le rudiment le plus simple et le plus ingénieux de la douche appliquée au lavage des hommes. » La dépense, en effet, entraînée par le fonctionnement d'un tel système fut d'une modicité

(1) M. Dumal pense, en effet, que des douches froides pourraient être données aux soldats pendant l'hiver, à la condition d'avoir un local bien fermé (une pièce construite en maçonnerie, dit-il).

remarquable : toute l'installation, nous l'avons vu, ne coûta que 200 francs, et la dépense pour chaque bain était à peu près nulle. Mais remarquons que, ici, on n'opé rait que dans la belle saison, et que, par conséquent, on évitait les deux causes sérieuses de dépense : le chauffage de la salle et l'élévation de l'eau à une certaine température.

Nous allons voir comment on a pu rendre un tel système praticable en toute saison et dans les régions froides.

M. Dumal propose lui-même un moyen. Ce serait d'utiliser la salle de bains de l'infirmerie des casernes et la chaudière d'une contenance de 120 à 180 litres, qui, aux termes de l'Ordonnance ministérielle du 28 janvier 1839, doit s'y trouver. Le feu, employé à chauffer l'eau de cette chaudière, élèverait en même temps, d'une façon suffisante, la température de la salle ; et, cette eau, mélangée à celle de la fontaine, par un système de double tuyau, de manière que le mélange atteignît 18° ou 20°, serait employée pour la douche. Une telle façon de procéder serait économique à coup sûr ; mais il nous paraît indispensable qu'une salle soit spécialement et exclusivement consacrée aux douches de lavage, si l'on veut qu'aucuu service (et en particulier, celui de l'infirmerie, qui peut comporter des bains à faire prendre aux malades) ne soit troublé dans la caserne, et que l'opération de propreté elle-même s'accomplisse avec toute la régularité, la tranquillité et la promptitude désirables.

Mais poursuivons :

En 1874, le médecin en chef des prisons de Rouen, M. le Dr Merry-Delabost, après plusieurs démarches infructueuses auprès de l'administration, réussit enfin, avec l'aide du préfet de la Seine-Inférieure, qui prit l'initiative des travaux à faire exécuter et des dépenses qu'ils occasionneraient, réussit, disons-nous, à faire installer, dans le principal établissement pénitentier de la ville, un système de douches permettant de laver tous les détenus avec une régularité parfaite et une fréquence plus que suffisante. Nous donnons in-extenso la description de ce système (1), qui nous a paru, à tous les titres, mériter un examen des plus approfondis.

« Une tour, au rez-de-chaussée de laquelle est située la machine à vapeur, renferme à sa partie supérieure, à une hauteur de 14 mètres, deux vastes réservoirs d'eau froide. 'A l'étage inférieur existait un réservoir pouvant contenir 12.000 litres et qui était sans emploi. On l'utilisa pour l'eau chaude ; un serpentin placé à l'intérieur laisse circuler la vapeur qui élève la température de l'eau au degré convenable (35° à 40° d'après l'auteur). Des tuyaux, qui partent des réservoirs d'eau froide et d'eau chaude, se rendent dans la pièce que nous allons décrire et permettent de donner à volonté des douches chaudes ou froides. Au pied de la tour se trouvent trois pièces contiguës affectées à ce service et chauffées, pendant la saison froide, par des tuyaux dans lesquels circule de la vapeur : la première, garnie de bancs, sert de salle d'attente ; la seconde présente douze compartiments vestiaires, dans lesquels un nombre égal de détenus peuvent s'habiller et se déshabiller ; la troisième, et la principale, contient six stalles, placées l'une à côté de l'autre, et séparées par de simples cloisons en planches ; au-dessus de chacune d'elles est une pomme d'arrosoir, fixée à l'extrémité d'un tuyau recourbé s'abouchant sur un conduit commun. Un robinet, placé sur ce conduit, permet d'établir ou d'interrompre à volonté la pluie d'eau chaude par les six pommes d'arrosoir qui sont, en outre, munies de robinets indépendants. Le sol, cimenté avec soin, a une pente qui facilite l'écoulement des eaux à l'extérieur, par un caniveau ; le plafond est percé d'une ouverture par laquelle

(1) Note sur un système d'ablutions pratiqué à la prison de Rouen. Annales d'hygiène, janvier 1875, t. XLIII, p. 110.

s'échappe la vapeur d'eau abondamment dégagée par la pluie d'eau chaude.

« Six détenus, après s'être déshabillés dans la pièce voisine, viennent se placer dans les stalles ; les peignoirs dont ils s'étaient couverts sont enlevés par le gardien-surveillant et étendus sur les conduits de vapeur ; le prisonnier faisant fonction de doucheur tourne le robinet ; aussitôt, la pluie tombe et imbibe la surface de leur corps ; après une demi-minute, environ, le robinet est fermé ; chacun d'eux prend du savon noir déposé dans une petite boîte à l'entrée de la stalle et s'en enduit ; une nouvelle pluie vient faciliter l'application et l'action de ce savon. Quatre à cinq douches sont ainsi successivement données, et permettent, dans l'espace de moins de cinq minutes, d'opérer un nettoyage complet. Les peignoirs, chauffés, sont rendus aux six détenus. qui retournent se sécher et s'habiller dans l'autre pièce. Six nouveaux détenus qui s'étaient déshabillés pendant que les premiers étaient sous la douche, viennent prendre leur place. Il y a ainsi une succession non interrompue de baigneurs qui évite toute perte de temps. En deux jours, toute la population, qui varie ordinairement entre 900 et 1200 détenus, passe sous la douche : chaque jour, en outre, tous les entrants et les sortants sont soumis à ce nettoyage. Les condamnés sont lavés une fois par mois l'hiver, deux fois par mois pendant l'été. Une vingtaine de litres d'eau suffit pour chacun d'eux, au lieu de 200 à 300 litres que nécessite le bain ordinaire. J'ajoute que l'on obtient actuellement un degré de propreté qui ne s'observait même pas auparavant chez les entrants, auxquels cependant on faisait prendre un bain ; car, la plupart d'entre eux, par paresse, insouciance ou malpropreté innée, négligeaient de s'y livrer aux frictions nécessaires pour se nettoyer, tandis que, sous la douche et sous l'œil du gardien qui assiste à cette opération, ils y sont obligés. »

Ce système, si remarquable, est certainement de tous ceux que nous avons examinés jusqu'ici le plus réellement praticable, car c'est lui qui répond le mieux à toutes les exigences. Aussi, lorsque nous voyons son auteur en conseiller l'application dans les casernes : —« Ne pourrait-on aussi appliquer ce système dans les casernes ? Si, comme me le faisait judicieusement observer un jour M. le préfet de la Seine-Inférieure, on se préoccupe du sort des prisonniers, ne doit-on pas chercher aussi tout particulièrement à améliorer celui de nos soldats, dignes à tant de titres des soins et de la sollicitude du Gouvernement? » — C'est avec un vif empressement que nous accueillons cette proposition, si bien en rapport avec nos propres désirs. Reste à savoir si elle pourrait être réalisée avec le système du Dr Merrey-Delabost.

Pour devenir applicable dans les casernes, ce système nous paraîtrait devoir subir des modifications importantes, susceptibles de l'adapter aux exigences du cas particulier.

Remarquons tout d'abord, en effet, qu'à la prison de Rouen existait une disposition des locaux toute spéciale, qui ne se retrouverait certainement reproduite dans aucune caserne. Ici, par conséquent, on ne pourrait éviter, comme cela avait lieu à Rouen, les deux causes principales de dépense, à savoir : l'élévation de l'eau à une grande hauteur, et la température considérable donnée à cette eau. Mais, nous croyons pouvoir démontrer que ces deux conditions peuvent être atténuées sans inconvénient, et même avec avantage.

Est-il nécessaire, en effet, que l'eau destinée à laver les hommes soit précipitée sur leurs épaules d'une si grande hauteur? Nullement, car, s'il est vrai que, plus la force de projection du liquide sera grande, et mieux il détachera les impuretés agglomérées à la surface du corps, il n'est pas moins vrai également qu'une force de projection moyenne sera très-suffisante pour assurer le nettoyage. C'est le docteur Merry-Delabost lui-même qui le fait remarquer, rapportant, comme preuve à l'appui, une expérience dans laquelle un détenu, choisi

. parmi les plus sales, fut parfaitement approprié en quatre minutes, par une douche d'eau chaude versée au moyen d'un arrosoir que manœuvrait un aide, monté sur une échelle double, l'eau tombant, par conséquent, d'une très-faible hauteur. Dans la caserne où, du reste, il serait facile (car la main-d'œuvre ne manquerait pas) d'élever l'eau de la pompe à la hauteur du premier étage, il suffirait donc, comme le fait remarquer M. Val· lin, qu'un réservoir quelconque fût placé à 3 ou 4 mètres au plus, au-dessus du sol de la salle de bains.

Quant à la température de l'eau, ne pouvant utiliser pour l'obtenir, comme à la prison de Rouen, la vapeur perdue d'une machine, il faudrait forcément l'abaisser, si l'on voulait rester dans les limites d'une dépense moyenne. Mais ce fait n'aurait, suivant nous, que des avantages. Il est bien évident, en effet, que cet échauffement de 40 degrés donné à l'eau de chute est plus nuisible qu'utile. A Rouen, la vapeur que donne l'eau chaude tombant en pluie sur les hommes est tellement gênante, qu'on a dû ménager à la partie supérieure de la salle une large baie pour assurer la ventilation et entraîner le nuage épais qui se forme. En outre, cette douche très-chaude est débilitante ; elle présente, quoique à un moindre degré cependant, tous les inconvénients que nous avons signalés à l'occasion des bains de vapeurs, et elle expose, enfin, par un passage immédiat d'une température si élevée à celle de l'air extérieur, à des refroidissements dangereux. Un peu plus loin nous ferons du degré à donner à l'eau de lavage l'objet d'une discussion spéciale ; mais, dès à présent, nous pouvons dire que l'eau chaude ne possède à nos yeux qu'un avantage, celui de mieux dissoudre les corps gras, et, par conséquent, de mieux laver que l'eau froide ou simplement tiède ; mais l'absence de cet avantage dans le dernier cas est facilement compensée par l'usage d'un gant en crin ou en étoffe rude, qui, recouvert d'écume de savon et opérant des frictions suffisamment énergiques, détache et entraîne parfaitement toutes les impuretés.

Toutes ces modifications dont nous venons de parler sont proposées par M. Vallin, dans le remarquable rapport que nous avons déjà cité bien des fois, et ce sont elles qui constituent la transition naturelle qui nous conduit à l'exposé du système imaginé par le Professeur d'Hygiène du Val-de-Grâce.

Le projet de M. Vallin, en effet, combine les mesures avantageuses que présentent les différents systèmes que nous venons d'examiner, en même temps qu'il remplace, par des dispositions nouvelles et appropriées aux exigences spéciales du milieu, leurs mesures défectueuses ou inapplicables : c'est dire qu'il en résume les avantages et en évite les inconvénients.

C'est ce qui ressort clairement de l'exposé de ce projet, dont nous mettons le texte sous les yeux de nos lecteurs.

«On choisirait, dit M. Vallin, au rez-de-chaussée de la caserne, une chambre de 40 mètres carrés, de 4 mètres au moins de hauteur ; une cuve en bois, doublée en zinc, de 2 mètres cubes environ, serait fixée à 3 m. 50 au-dessus du sol ; une pompe, placée dans la cour, élèverait sans peine l'eau froide dans ce réservoir muni d'un trop plein. Du fond de la cuve partiraient deux tubes verticaux en fonte ou en cuivre de 1 mètre de long, de 0 m. 05 à 0 m. 06 de diamètre intérieur, munis d'un robinet à contre poids du modèle usité dans les établissements hydrothérapiques. Chaque tube vertical se terminerait par une tube horizontal, muni de trois pommes d'arrosoir ayant 0 m. 15 de diamètre et percées de 80 à 100 trous de 2/3 de millimètre. On aurait ainsi deux jeux parallèles de trois douches, dont la surface jaillissante serait à 2 m. 25 au-dessus du sol.

«Un fourneau en fonte, en forme ¦de poële, surmonté d'un générateur de vapeur, et placé dans la salle, servirait à élever à
+ 15° ou + 18°; la température du local; en même temps, la vapeur fournie par le générateur serait conduite, à l'aide d'un
simple serpentin, au fond de la cuve, et, en se dégageant presque
sans pression, elle élèverait sans peine la température de l'eau
à + 25° ou + 28° c.

«Pour empêcher la dégradation des murailles par l'eau projetée,
on pourrait employer une disposition que nous avons proposée
en 1873, pour l'installation hydrothérapique de l'hôpital de Ba-
tna, et qui a donné un excellent résultat. La salle est bitumée;
sur une surface correspondante à la douche, le sol s'incline en
plans opposés vers un caniveau central, qui conduit l'eau au dehors; un plancher en claire-voie, de 3 à 4 mètres carrés,
recouvre et nivelle cette partie inclinée du sol, et se laisse tra-
verser par l'eau de chute. Une sorte de box mobile en planches
minces, haute au plus de 2 mètres, dont le quatrième côté est
fermé par un rideau, sert à empêcher l'eau projetée de rejaillir
sur les murs ou sur les habits et limite exactement l'humidité du
sol à la partie inclinée et enceinte de la sorte. Tout autour de
la logette en bois, qui se sèche facilement par l'évaporation, le
sol de la chambre ne laisse pas voir une goutte d'eau et les murs
n'ont rien à craindre de l'humidité. Des bancs et des porte-
manteaux, disposés le long de la muraille, permettraient facilement à deux escouades de six hommes de fonctionner en même
temps dans le même local. Le bain pour ces douze hommes dure-
rait un quart d'heure, soit une heure pour cinquante hommes, et,
cela, sans aucun désordre. Chaque tuyau de douche serait muni
d'un gant, en forme de sac, fait en toile rude de coutil, et piqué,
sur la ligne médiane, dans le tiers de sa hauteur, pour assujettir
les doigts. Un kilogramme de savon, valant environ 1 fr., serait
mis à la disposition de la compagnie, soit 1 centime au plus par
bain.

«L'homme se place nu sous la douche; pendant 1 à 2 secondes
on laisse couler l'eau pour mouiller toute la surface du corps;
les hommes se frottent avec le gant de toile garni de savon; au
bout d'une minute, on fait une seconde aspersion, aussi courte
que la première, et, quand ce lavage est terminé, on laisse une
dernière fois couler l'eau, pendant une 1¦2 minute au plus, pour

enlever toute trace de savon. La consommation d'eau par homme s'élève au plus à 25 litres ; il est facile de la réduire à 16 ou 20 litres. Pour s'essuyer, les hommes pourraient employer, en guise d'éponge, le même gant, préalablement tordu ; mais la peau resterait humide, mouillerait légèrement la chemise, ce qui favoriserait le refroidissement; il serait nécessaire de fournir aux hommes une serviette qui servirait aux soins journaliers de la toilette

«Dans la saison chaude, ces lavages auraient lieu à l'eau froide ; pendant cinq ou six mois de l'année, la dépense serait donc à peu près nulle ; on pourrait répéter cette opération le plus souvent possible, non plus seulement pour assurer la propreté de la peau, mais pour entretenir cette activité de la circulation cutanée, qui est la meilleure sauvegarde contre les refroidissements.

«D'ailleurs, avant d'être soumis à ces aspersions, soit en hiver, soit en été, les individus indisposés, convalescents ou simplement suspects, subiraient la visite du médecin du corps, et pourraient être dispensés, comme cela se fait pour la baignade en rivière. »

Tel est le projet que M. Vallin soumit à la Commission d'Hygiène et de Salubrité des Locaux Militaires au mois de juillet 1877. Il n'est pas besoin de longs commentaires pour établir la supériorité de ce système et pour montrer, combien son application, si peu coûteuse et si simple, serait profitable à l'armée.

Étant donnée la supériorité incontestable du lavage par aspersion sur le lavage par immersion, saurait-on imaginer une installation moins embarrassante ? Il n'est pas besoin ici, comme dans le système du général de Cortigis, d'élever une construction spéciale pour en faire la salle de douches; une disposition particulière, ne nécessitant qu'un peu de bitume, quelques planches et une claire-voie, permet d'utiliser à cet effet l'une des pièces du rez-de-chaussée de la caserne. Celle-ci choisie, une cuve, trois ou quatre tuyaux, quelques pommes

d'arrosoir, un poële, et, enfin, une chaudière et un serpentin suffiraient pour appliquer le système. Il serait
difficile de trouver des conditions d'organisation plus
simples.

Quant à la dépense journalière, elle serait des plus
réduites, car le mode de fonctionnement du système en
garantit lui-même la modicité. La température peu
élevée de l'eau, en effet, n'entraînant qu'une consommation de combustible assez minime; la chute du liquide
d'une hauteur restreinte, n'exigeant aucun mode d'élévation spécial; les aspersions, répétées et successives,
il est vrai, mais d'une abondance peu considérable chacune et ne demandant en somme qu'une faible quantité
d'eau; la friction à l'aide d'un gant, qui économise à la
fois le liquide et le savon; une disposition générale,
enfin, donnant à 6 hommes la faculté de se laver à la
fois, tandis que 6 autres se préparent et quittent leurs
vêtements, permettant, par conséquent, une grande
promptitude dans l'opération tout entière, et par suite,
restreignant le temps pendant lequel la salle doit être
chauffée, toutes ces mesures prévoyantes n'assurent-
elles pas, d'une façon certaine, une grande économie
dans la dépense, en même temps qu'elles permettent le
lavage complet, rapide et suffisamment renouvelé de
nos soldats?

Un tel système, enfin, ne répond-il pas à toutes les exigences spéciales, à tous les besoins du milieu militaire?

Un mot nous suffira pour bien résumer les avantages du projet de M. Vallin et en bien faire ressortir le
caractère pratique :

« C'est, dirons-nous, le système de la caserne de la
Villedary.

Corderie, rendu applicable à toutes les saisons; c'est le système de la prison de Rouen, rendu applicable aux établissements militaires. »

Mais entrons plus profondément dans l'analyse de la proposition de M. Vallin, et faisons connaître les modifications qui nous sembleraient pouvoir y être apportées et qui seraient avantageuses en ce qu'elles permettraient, croyons-nous, de réduire encore la dépense quotidienne exigée par le fonctionnement régulier du système. Ces modifications sont expliquées et justifiées par les expériences que nous avons entreprises sous la bienveillante direction de M. Vallin lui-même, et elles n'en sont que la conclusion immédiate et rigoureuse.

Le premier point à discuter, le plus important peut-être, est le degré de température auquel il faudrait porter l'eau devant servir aux aspersions de propreté. Moins en effet cette température sera élevée, et moins pour l'atteindre on devra dépenser de combustible. On comprend dès lors l'intérêt capital qui s'attache à la solution de cette question.

Nous ne nous trouvons plus ici dans les conditions qui se présentent pour le mode ordinaire de lavage, pour le bain de propreté, dont la température ne doit pas être inférieure à 30 degrés. Dans un pareil cas, en effet, le corps plongé tout entier dans l'eau doit y séjourner un certain temps, et il doit trouver par conséquent dans ce milieu des conditions de chaleur qui ne soient pas en désaccord trop flagrant avec sa propre température. Mais, dans une simple aspersion, surtout une aspersion rapide et douée d'une certaine force d'impulsion, il n'en est plus de même et nous nous rapprochons davantage des conditions de la douche, laquelle, comme on sait, peut être supportée à des températures très-basses et ne dépassant pas 6 à 7 degrés. Ici, en effet, l'eau ne baigne la surface du corps que pendant un temps très-court ; dès que le contact a cessé, la réaction s'établit, et avec d'autant plus de force précisément que le liquide était primitivement plus froid ; car le sang, refoulé avec une plus grande énergie, revient avec une vigueur de retour proportionnelle. Ces considérations nous conduisent à nous demander, tout d'abord, s'il ne serait pas plus avantageux à la santé des hommes d'employer, pour les lavages que nous proposons, de l'eau simplement froide, qne de la faire préalablement chauffer ou tiédir. Nous pensons que l'eau froide serait plus avantageuse et son emploi plus véritablement hygiénique. L'expérience a démontré, en effet, que les affusions froides se prennent parfaitement l'hiver, par les températures extérieures les plus basses, et non-seulement ne font courir aux individus qui en usent aucun danger, mais encore, en imprimant chez eux au mouvement circulatoire, une vivacité toute particulière, assurent la régularité de leur santé, en même temps qu'elles leur procurent une diminution notable de la sensibilité au froid extérieur.

« Les personnes qui n'ont pas l'habitude de ces sortes d'affusions, dit M. Dumal, ne sauraient croire combien est peu pénible l'impression de l'eau froide sur le corps; nous en parlons par une expérience personnelle de cinq ans ; jamais nous n'avons eu à nous repentir d'un usage qui est devenu pour nous un besoin..... Si l'on se met sous la douche avant d'être refroidi par l'air extérieur, on s'aperçoit à peine de la fraîcheur de l'eau, dans les mouvements rapides que l'on fait pour se laver ; à peine est-on sorti que l'on ressent une chaleur générale et un bien-être tout particulier. » Nous-même, bon nombre de nos collègues ou des personnes de notre connaissance, avons pris des douches par les plus grands froids, et, tous, nous avons toujours retiré de cette pratique un sentiment de bien-être, de stimulation fonctionnelle, d'activité intellectuelle et physique, qui nous ont largement récompensés du prétendu courage que nous avions déployé en nous soumettant, par ces températures rigoureuses, au contact de l'eau froide. Les personnes les plus délicates et les plus nerveuses s'accoutument très-rapidement à ces pratiques hydrothérapiques, et nous avons connu des jeunes filles chlorotiques qui, tous les matins, au cœur de l'hiver, prenaient, sans répugnance, une douche d'eau froide. Nous avons tenu, du reste, à nous placer dans des conditions d'opération analogues à celles qui existeraient, si le système que nous proposons était adopté dans l'armée, et nous avons pris, à l'hôpital du Val-de-Grâce, des hommes, — rétablis d'indispositions légères, bien portants par conséquent, — que nous avons soumis à des affusions froides, pratiquées suivant le mode prescrit par M. Vallin dans l'exposé de son système. Voici ce que ces expériences, entreprises à des températures extérieures diverses, mais souvent à plusieurs degrés au-dessous de zéro, nous ont permis de constater.

Au premier contact de l'eau froide, l'homme éprouvait une sorte de saisissement, se traduisant par une certaine oppression qui n'avait, du reste, rien d'exagéré, et qui n'empêchait pas la respiration de s'accomplir. D'ailleurs, cette sensation allait rapidement s'affaiblissant et cessait immédiatement quand cessait la chute de l'eau froide. L'homme se frictionnait alors avec un gant enduit de savon, et il disait, dès ce moment, éprouver un sentiment de chaleur agréable. Une seconde aspersion était pratiquée, et celle-là, bien mieux supportée encore que la première, ne déterminait aucune oppression, et, souvent même, ne donnait pas lieu à la sensation de froid.

On le voit, la première aspersion seule impressionne vivement le sujet (1), et la seconde est à peine sentie. Or, il est facile, à l'aide d'un artifice assez simple, de diminuer dans une certaine mesure l'impressionnabilité de la peau, et d'éviter, par conséquent, jusqu'à un certain point, ou tout au moins d'atténuer, le saisissement initial assez pénible. Il suffit pour cela, immédiatement avant l'aspersion, de faire exécuter aux hommes sur toute la surface de leur corps une friction sèche assez énergique à l'aide du gant non encore imbibé de liquide. Ce moyen est efficace [et sûr. D'ailleurs, comme la première aspersion n'a pour but que d'humecter la surface cutanée, afin de permettre d'y étendre le savon, elle peut être extrêmement courte et ne durer que quelques secondes. L'homme se frictionnant ensuite et se savonnant vigoureusement, la circulation bénéficie de ces

(1) Nous devons même dire que, chez l'un des hommes soumis à notre expérimentation, et du nom de Leguen, la première aspersion, quelque froide qu'elle fût, ne déterminait jamais d'oppression et ne développait même, en aucune façon, le sentiment du refroidissement. Il est vrai que cet homme était un habitant des bords de la mer, et que l'habitude qu'il avait acquise de se baigner dans l'eau froide avait pu l'endurcir à ces sortes d'impressions. Mais ce fait, précisément, a une portée, car il prouve ceci : c'est que, en admettant que les hommes trouvassent tout d'abord ces affusions froides un peu pénibles, ils ne tarderaient pas à s'y accoutumer, de telle sorte que cette impression désagréable disparaîtrait rapidement.

deux stimulations contraires que viennent renouveler l'aspersion finale et la friction à l'aide de la serviette, qui la suit immédiatement.

Le lavage à l'eau froide une fois terminé, les hommes s'habillaient le plus vite possible ; puis, suivant le conseil que nous leur avions donné, marchaient pendant quelque temps avec une certaine rapidité. Et lorsque, le lendemain, nous les interrogions relativement aux sensations qui, chez eux, avaient suivi l'administration de la douche, ils étaient unanimes pour répondre que, loin d'avoir éprouvé aucune sensation pénible ni désagréable, ils avaient presque immédiatement ressenti une impression de douce chaleur, en même temps qu'un profond sentiment de bien-être qu'ils décrivaient avec complaisance : l'appétit, notablement augmenté, coïncidait avec une digestion plus facile et plus prompte, assurant, par conséquent, une assimilation plus complète; les mouvements et les actes intellectuels présentaient une vivacité toute spéciale : le corps était plus léger, pour ainsi dire, les forces plus considérables, l'humeur plus gaie ; toutes les fonctions, en un mot, avaient acquis une activité inaccoutumée ; et la conscience, enfin, d'une telle stimulation générale, jointe à une plus grande résistance contre le froid extérieur, procurait à nos hommes cet état de béatitude physique qui fait qu'on se sent alerte, dispos, heureux de vivre !

Ces expériences viennent bien confirmer l'opinion que nous émettions tout à l'heure, à savoir que l'emploi de l'eau froide dans le lavage du corps, même en hiver, non-seulement ne présente aucun danger, mais n'est même réellement pas pénible. Leur résultat ne saurait mieux concorder avec les faits signalés par M. Dumal, et il vient s'ajouter à eux pour prouver d'une façon indéniable la facilité de la réaction, sa promptitude et la perfection de son accomplissement, dans les affusions froides, pratiquées même par les températures extérieures les plus basses.

Pour assurer, du reste, plus complètement encore cette réaction, et surtout pour en hâter l'apparition, trois précautions nous sembleraient devoir être prises :

1° Avant l'aspersion, veiller à ce que les hommes pratiquent sur la surface de leur corps cette friction sèche dont nous avons parlé, et qui diminuera notablement l'impressionnabilité de leur peau;

2° Entretenir une température suffisante (15 à 20 degrés) dans la salle où les hommes se déshabillent, se lavent et reprennent leurs vêtements ;

3° A la suite de l'aspersion, imposer aux hommes quelque exercice du corps, tel qu'une course au pas gymnastique ou quelque manœuvre aux appareils du gymnase, une occupation quelconque, enfin, exigeant un certain développement de forces et propre, par conséquent, à stimuler le mouvement circulatoire, mais sans amener la fatigue.

Comme conclusion, nous pensons que, dans l'armée, composée généralement d'hommes jeunes et vigoureux, des aspersions froides, d'ailleurs aussi courtes que possible, seraient non-seulement sans inconvénients, mais présenteraient, au contraire, au point de vue hygiénique, des avantages très-réels. Ce genre d'affusions constituerait donc, suivant nous, le meilleur mode de lavage à adopter pour les soldats, dans les casernes.

Aussi, n'hésiterions-nous pas à le proposer, si nous n'étions arrêtés par la crainte de nous heurter à un préjugé, tellement tenace aujourd'hui encore, que l'attaquer pourrait être préjudiciable, croyons-nous, à l'adoption

de notre projet lui-même, en lui enlevant, dès l'abord,
les sympathies dont il a, comme toute innovation, besoin
pour réussir. Dans le monde, en effet, on croit encore
que l'emploi de l'eau froide en hiver et généralement
quand la température extérieure est peu élevée, ne saurait qu'être dangereuse. « Il fait froid, dit-on, pourquoi
se refroidir encore ! » et l'on ne réfléchit pas qu'on ne se
refroidit que pour se réchauffer ensuite. Dans l'armée,
comme ailleurs, ces croyances ont cours, aujourd'hui
peut-être même plus qu'autrefois, par suite de l'intro-
duction dans les rangs de jeunes gens délicats, souvent
un peu douillets, et qui, ne le fussent-ils pas, sont accom-
pagnés au régiment par la sollicitude minutieuse, toujours inquiète et fréquemment inhabile de leurs mères,
dont le cœur fait un si grand sacrifice en les confiant à
l'Etat pour un an. Aussi je le demande, quel concert de
malédictions ne s'élèverait-il pas contre le médecin qui
oserait proposer de doucher à l'eau froide, en plein
hiver, ces jeunes volontaires encore tout chauds du foyer
de la famille ! Et si un hasard malheureux voulait que,
par suite d'une circonstance complètement étrangère à
ces pratiques d'hydrothérapie, quelqu'un des hommes
du régiment vînt à prendre une pneumonie, une pleurésie, un simple rhume, il n'y aurait certes pas de repro-
ches assez sanglants pour accabler le promoteur d'une
institution aussi barbare ! Et ces récriminations, formu-
lées assez haut pour être entendues, sans nul doute
seraient écoutées, car la plupart des chefs, partageant
les idées qui les auraient fait naître, les croiraient fon-
dées ; si bien que, en définitive, le lavage des soldats
courrait grand risque d'être supprimé.

C'est à ces considérations que nous cédons, tout en
reconnaissant qu'elles sont vaines, et, comme le préjugé,

tout préjugé qu'il est, serait actuellement le plus fort, nous évitons de l'attaquer pour le moment, comptant sur le temps, le progrès et l'expérience pour en faire bonne justice.

D'ailleurs, il s'agit ici surtout de soins de propreté, ne l'oublions pas, et il est incontestable que l'eau chaude, mieux que l'eau de froide, est propre à dissoudre les impuretés qui revêtent la surface de la peau et à l'en débarrasser.

Nous conseillerons donc d'élever à une certaine température l'eau nécessaire aux lavages que nous proposons. Mais, quel serait le degré exact de chaleur qu'on devrait lui donner. Des expériences, pratiquées sur nousmême et sur des hommes pris à l'hôpital du Val-de-Grâce, nous ont permis d'arriver à une moyenne, en deça de laquelle l'eau paraît un peu froide, et au-delà de laquelle, au contraire, elle possède une chaleur plus que suffisante. La température extérieure, lors de ces expériences, a varié avec les jours où nous les avons entreprises; mais elle n'a jamais été bien élevée, puisque c'est pendant l'hiver que nous avons opéré, et, souvent, elle est descendue à plusieurs degrés au-dessous de zéro.

Ainsi, le 5 février au matin, par une température extérieure de — 2°, nous avons pris une douche en pluie à des températures successives. ce qui nous a permis de juger parfaitement du degré convenable de l'eau à employer. Dès l'abord, l'eau de chùte n'était qu'à 16 degrés, et nous avons éprouvé, à cette température, une légère oppression que nous voudrions précisément éviter aux hommes et qui a immédiatement disparu, quand l'eau a été portée à 20 degrés. A cette température, l'eau nous paraissait chaude et nous eus-

sions préféré une simple sensation de tiédeur. Celle-ci a
été complètement réalisée vers la fin de l'expérience, où
la température de l'eau est redescendue à 17 degrés. A
ce degré, loin d'être repris de cette oppression initiale,
que nous signalions tout à l'heure, nous avons ressenti
une impression des plus agréables et nous éprouvions
un véritable plaisir à nous inonder de cette pluie d'eau
tiède. Cette expérience, composée à elle seule, comme
on le voit, de plusieurs épreuves successives, nous a, dès
ce moment, conduit à penser qu'une température de 17
degrés, peut-être un peu supérieure, — car il ne faut pas
oublier que le corps est plus sensible au premier contact de l'eau qu'à une aspersion venant à la suite de
plusieurs autres — serait la température à laquelle il
conviendrait de porter l'eau de lavage.

Les expériences assez nombreuses qui ont suivi nous
ont confirmé dans cette première opinion. Nous n'en
citerons que deux, les autres nous ayant conduit à un
résultat analogue.

Le 11 février, soumis d'emblée à une douche de 21
degrés, un soldat trouve l'eau trop chaude, à tel point
dit-il que, dès qu'il quitte la pluie, il éprouve une sensation de froid fort gênante.

Le même jour, un autre homme reçoit une douche à
15 degrés et ressent une oppression, qui se dissipe, l'eau
étant portée brusquement à 22 degrés, température à
laquelle se produit chez lui une sensation analogue à
celle accusée par son camarade.

Observations identiques dans le reste des cas.

Ainsi, au-dessous de 17 degrés, l'eau est un peu froide;
au-dessus de 20 degrés, elle est trop chaude.

Une température intermédiaire étant fort difficile à
obtenir avec l'appareil à mélange, appareil un peu dé-

fectueux, qui avait été mis à notre disposition au Val-
de-Grâce, nous avons pris le parti de chauffer directement de l'eau à 18 degrés, et d'en remplir ensuite un
arrosoir à l'aide duquel nous avons fait donner, par un
homme monté sur une échelle double, des aspersions à
des sujets bien portants.

Les résultats auxquels nous sommes arrivés, avec
cette nouvelle manière de procéder, ont absolument con-
cordé avec ceux des expériences précédentes. Le contact
de l'eau, à cette température de 18 degrés, était parfaitement supporté, et après un lavage rapide, la réaction
s'accomplissait, prompte et facile, assurant au sujet un
bénéfice hygiénique se rapprochant de celui de la douche
ordinaire.

Des faits que nous venons d'exposer, nous croyons
pouvoir conclure que la température à donner à l'eau
avec laquelle se pratiqueraient dans les casernes les
aspersions de propreté, pendant l'hiver est de 18 à
20 degrés. Une affusion à cette température, en effet,
est un juste milieu, pour ainsi dire, entre la douche
froide, qui aurait l'inconvénient d'effrayer, et la douche
chaude, qui a celui d'être débilitante et d'augmenter
l'inpressionnabilité cutanée. Elle participe à la fois des
avantages de l'une et de l'autre.

Inutile de dire que, à partir de la fin du mois d'avril,
ces aspersions pourraient se pratiquer avec de l'eau
froide, les prétendus inconvénients de celle-ci ne pouvant persister, même aux yeux du vulgaire, pendant la
saison chaude. Et c'est alors, surtout, que l'effet particulièrement stimulant de l'hydrothérapie se manifesterait
chez les hommes, comme il a été si nettement constaté
à la caserne de la Corderie, dans le 13me bataillon de

chasseurs, lors de l'application du système du général de Cortigis.

Quant à la température de la salle où s'opérerait le lavage, nous pensons qu'elle devrait un peu varier avec la température ambiante, mais qu'une température de 15 à 20 degrés serait suffisante. Nous devons même dire que la salle où nous avons opéré au Val-de-Grâce, et qui était en moyenne à une température de 21 degrés, nous a toujours semblé trop chaude. Cette température, en effet, occasionnait facilement chez les assistants de la lourdeur de tête et un certain amollissement des forces, circonstances qui ne sauraient qu'être défavorables à la réaction. On doit éviter aussi qu'il y ait une différence par trop grande entre la température de la salle des bains et celle de l'air extérieur, le baigneur étant exposé alors à être brusquement saisi par le froid à sa sortie. La température de la salle ne devrait donc jamais dépasser suivant nous 20 degrés, et la plupart du temps, et à moins de froids exceptionnels, 15 à 18 degrés seraient suffisants.

Quelle serait la quantité d'eau dépensée par homme? La réponse à cette question est importante, moins au point de vue de la quantité totale d'eau employée, celle-ci étant fournie par un service d'eau ou par une pompe, et ne coûtant rien ou très peu de chose, qu'au point de vue de la quantité d'eau à chauffer, et, par suite, de la quantité de charbon employée pour arriver à ce résultat. Les expériences entreprises au sujet de la recherche de la température à donner à l'eau nous ont permis en même temps d'éclairer ce côté de la question. Nous avons, en effet, à dessein, prodigué ou restreint l'écoulement du liquide, et c'est à la suite de ces épreuves comparatives que nous avons pu établir une moyenne assez

précise. Nous avons dépensé depuis 10 litres d'eau jusqu'à 25 litres, et nous avons acquis cette conviction que
15 litres étaient la quantité nous ne dirons pas nécessaire, mais largement suffisante pour nettoyer parfaitement l'homme le plus sale. A la rigueur 10 litres suffiraient ; cependant, comme il vaut mieux dépenser un
peu plus d'eau que de s'exposer à n'en pas donner une
quantité exactement convenable, nous avons adopté
cette moyenne de 15 litres. Au-dessus de ce chiffre,
toute l'eau écoulée est perdue et ne sert en aucune façon
à mieux approprier la surface cutanée. Le chiffre que
nous fixons est, on le voit, inférieur à celui indiqué par
le Dr Merry-Delabost, pour le lavage des prisonniers
de Rouen; mais les besoins d'économie, moins impérieux pour un établissement isolé que pour l'ensemble
des casernes, et surtout la faculté de faire chauffer l'eau
par la vapeur perdue d'une machine, c'est-à-dire avec
une dépense nulle, permettaient, dans ce cas, d'user
même du superflu. Le peu d'élévation du chiffre que
nous adoptons s'explique du reste très bien, et par le
procédé que nous employons, et surtout par la manière
dont nous l'appliquons. Dans l'aspersion, en effet, telle
qu'elle est indiquée dans le système de M. Vallin, le
robinet n'est ouvert totalement que deux fois: lorsque
l'homme arrive sous la pomme d'arrosoir, et lorsque,
bien savonné il s'y replace, pour se débarrasser de l'écume qui couvre son corps; pendant le reste du temps,
c'est-à-dire pendant que l'homme se frotte avec le gant
enduit de savon, le robinet, aux trois quarts fermé, ne
laisse couler par la pomme d'arrosoir que quelques
gouttes d'eau, pour permettre au baigneur de faire
mousser son savon et de le bien étendre sur toute la surface de la peau. La première aspersion est très-courte,

car elle a simplement pour but d'humecter cette surface, sa durée peut ne pas dépasser une à deux secondes; la deuxième doit être prolongée davantage, car c'est elle surtout qui lave et qui entraîne les impuretés détachées par la friction savonneuse; elle ne doit pas, cependant, excéder une demi-minute. En ajoutant les quantités d'eau exigées par ces deux chutes complètes et par l'écoulement modéré et permanent qui leur est intermédiaire, ou ne dépasse pas le chiffre de 15 litres.

Cette description du mode de fonctionnement de la douche de propreté nous amène à parler du temps nécessité par le lavage, question fort importante dans l'armée, où tous les moments du soldat sont comptés et où il importe de ne pas désorganiser les différents services. Sous ce rapport, nous serions plus large que le Dr Merry-Delabost et que M. Dumal, qui n'accordaient à leurs hommes que trois ou quatre minutes; à notre avis, en effet, la partie importante de la séance de lavage est le savonnage, et, pour avoir la certitude que celui-ci est bien complètement accompli, que nulle partie du corps n'a échappé à sa friction purifiante, nous accorderions volontiers un temps plutôt trop long que trop court. En somme, cinq minutes nous paraissent nécessaires; ce n'est pas trop pour qu'un homme ait le temps de se laver à fond. Le système de M. Vallin, du reste, qui donne la faculté de laver six hommes à la fois (et même davantage, si la pièce est suffisamment grande), permet d'obtenir, même avec ces cinq minutes, un lavage définitif de la totalité des hommes au moins aussi rapide qu'au 33me de ligne, où la séance particulière ne durait que trois minutes, mais ne réunissait que 3 hommes à la fois. Parmi les hommes que nous avons fait se laver sous nos yeux au Val-de-Grâce, la

plupart ont employé ce temps (cinq minutes), quelques-
uns moins, quelques autres davantage ; la moyenne était
le chiffre que nous indiquons. Cependant, en tenant
compte de l'éducation certaine des hommes par l'exercice de ces pratiques, nous sommes persuadé que le
laps de temps de trois minutes leur deviendrait rapidement suffisant pour se laver d'une façon complète.
6 hommes se lavant en cinq minutes, théoriquement
une compagnie de 100 hommes se laverait en moins de
une heure et demie. Mais, si l'on tient compte du temps
perdu pour ranger les hommes, en faire l'appel, etc., et
si l'on veut éviter tout désordre, on voit qu'il faudrait,
en réalité , consacrer deux heures au lavage de ces
100 hommes. Dans tous les cas, on pourrait facilement
laver deux compagnies en un jour, ce qui porterait à
dix jours au plus le temps necessaire pour laver le régiment tout entier. Chaque homme pourrait donc passer
sous la douche au moins deux fois par mois (et même
trois fois, si on le voulait). Cette fréquence de lavage
nous semble suffisante pour entretenir le soldat dans
des conditions permanentes de propreté.

Quelques détails nous restent encore à exposer, et
quelque minimes qu'ils soient, ils sont dignes, croyons-
nous, de fixer l'attention, car rien n'est à négliger
quand on veut assurer le fonctionnement régulier d'un
système et rendre son application réellement utile.
Ces détails sont relatifs au genre de savon à employer
pour le nettoyage de la peau, et à la nature du gant
dont on doit se servir pour étendre celui-ci sur la surface du corps. Le gant en crin nous paraît avoir, dans la
circonstance, sur le gant de toile que nous avions tout
d'abord songé à employer, une supériorité incontestable. Ce gant en crin, en effet, par la rudesse et la lon-

gueur de ses poils, agit à la façon d'une brosse, qui, promenée sur la peau, non-seulement la débarrasse, mieux que ne le ferait une surface unie comme celle d'un gant de toile, des crasses ou des produits concrétés qui la couvrent ; mais encore, par la légère irritation qu'elle détermine, appelle le sang à la périphérie, agit, par conséquent, sur la circulation générale et favorise le commencement de la réaction. Six gants suivant nous seraient nécessaires, si l'on voulait assurer la rapidité de l'opération, c'est-à-dire que trois seraient annexés à chaque tuyau de douche. Pour ce qui est du savon, nous avons remarqué que le savon noir, en pâte, fournissant peu de mousse, s'étendait difficilement sur la surface cutanée, ce qui obligeait le baigneur à en reprendre souvent, à en dépenser par conséquent une grande quantité, et à se frotter pendant plus longtemps, circonstances qui occasionnaient à la fois une perte de substance et une perte de temps. Le savon de Marseille, au contraire, frotté, sous un filet d'eau, sur le gant, s'y étend facilement et fournit presque immédiatement une mousse abondante, si bien que, en quelques instants, l'homme peut s'en couvrir. Aussi, son emploi nous paraît-il de beaucoup préférable, et est-ce lui que nous conseillerions. Un morceau de ce savon serait mis à la disposition de chaque homme, qui le déposerait, après s'en être servi, dans une boîte en bois, annexée à la cloison en planches du box mobile. — Peut-être enfin, pour obtenir une rapidité encore plus considérable dans l'opération du lavage, pourrait-on se servir de mousse de savon préalablement préparée et déposée dans un baquet de bois, placé près de la douche, et où les hommes viendraient puiser, à l'aide de leur gant, la quantité d'écume nécessaire au nettoyage de leur corps.

Enfin, une serviette, nous l'avons vu, devrait être fournie à chaque homme, pour lui permettre de s'essuyer et de pratiquer, après l'aspersion finale, une friction sèche, d'un effet salutaire au point de vue de la réaction. Il serait facile, en ayant soin de placer préalablement les serviettes près du poële, de les tenir chaudes et de les donner dans cet état aux hommes venant de se laver.

Nous avons donc établi : la température à donner à l'eau d'aspersion; la température à donner à la salle ; la quantité d'eau à employer, et, enfin, les différents accessoires nécessités par le fonctionnement du système que nous venons de décrire si minutieusement. Nous avons réuni, par conséquent, tous les éléments nécessaires pour calculer les dépenses qu'occasionnerait la mise en pratique de ce système. Il ne nous appartient pas ici d'entrer dans des détails de comptabilité, pour lesquels du reste nous ne serions pas compétent, et nous laissons aux hommes spéciaux le soin d'établir, en face de notre proposition, des chiffres — dont la modicité, disons-le cependant, nous paraît dès maintenant évidente, étant donnée la simplicité de l'installation et du fonctionnement du système. Mais ce que nous pouvons, ce que nous devons faire ressortir ici — car c'est là le côté vraiment médical de la question — c'est l'importance immense qu'aurait une telle innovation, par l'influence considérable qu'elle exercerait sur la santé de nos soldats. Ce point capital, nous l'avons tout spécialement traité au début de notre travail, et ces développements nous dispensent d'y revenir bien longuement maintenant. Dire, en effet, les inconvénients que présente l'absence de lavage du corps chez nos soldats, c'était dire les avantages que présenterait l'adoption

Villedary.

d'une mesure tendant à l'établir. Nous ajouterons seulement ceci : c'est que nous avons la conviction que, si l'on employait un système qui permît aux hommes de notre armée d'entretenir la surface de leur corps dans un état de propreté constant, le nombre des entrées à l'hôpital serait diminué d'un bon tiers.

Plaider la cause de la propreté, c'est plaider la cause de l'hygiène dans ce qu'elle a certainement de plus impérieux et de plus essentiel. Etablir dans l'armée la propreté véritable, c'est-à-dire la propreté du corps, ce serait faire faire à l'hygiène militaire un pas considérable, qu'on s'étonne qu'elle n'ait pas fait encore; et le gouvernement ou le chef de corps qui prendrait l'initiative d'une pareille mesure serait, à juste titre, le bienfaiteur de ses soldats !

Est-il nécessaire d'insister davantage? Faut-il, en définitive, de longs discours pour démontrer l'obligation de satisfaire à un besoin et l'avantage qu'on retirerait de la satisfaction qui lui serait donnée? Qu'on essaie l'application du système que nous proposons, ou, à son défaut, celui de tout autre permettant d'arriver au même but, et les faits auront une éloquence autrement convaincante que tout ce que nous pourrions dire encore !

Qu'il nous soit permis, cependant, à la fin de ce travail, un peu aride peut-être, mais consciencieux et laborieusement entrepris, de placer sous les yeux de nos lecteurs les quelques lignes, par lesquelles M. Riolacci commence la brochure que nous avons déjà plusieurs fois citée. Il est impossible, en effet, de résumer d'une façon plus saisissante la situation pénible et injuste faite actuellement au soldat, relativement aux soins de propreté à donner à son corps, et de mieux faire res sortir l'utilité qu'il y aurait à modifier un tel état de choses.

« L'hygiène militaire a fait des progrès considérables depuis quelques années : ainsi, les casernes, les hôpitaux, l'alimentation, l'habillement, le couchage, etc., ont été l'objet de sérieuses améliorations. D'autre part, le soldat qui veut mettre à profit les ressources que l'on met à sa portée, peut toujours développer ses forces physiques comme son intelligence. Il trouve à cet effet, dans tous les corps indistinctement : écoles de tous les degrés, gymnase, musique, danse, escrime, chant, natation. Dans cet ensemble de moyens propres au développement de toutes les facultés physiques et morales des militaires, une lacune existe, je dirai même une tache, qu'il est aussi étrange de constater qu'il serait facile de faire disparaître. On a tout mis à la disposition des soldats, je viens de le dire, moins les moyens d'entretenir la propreté du corps. Pour cela, rien n'a été fait, et, cependant, sans même tenir compte de l'utilité actuelle dont bénéficierait l'homme isolé, comme l'armée en général, quel avantage ne retirerait-on pas, au point de vue de l'hygiène générale, d'inculquer au militaire l'amour de la *vraie propreté*, l'habitude de se baigner de temps en temps, amour et habitude qu'il conserverait toujours, qu'à son tour il introduirait dans son village, en même temps que bien d'autres qualités, que les bons soldats puisent à pleines mains dans l'armée, telles que la propreté extérieure, les sentiments d'honneur et de dignité personnelle, l'amour du devoir, la bravoure, etc. »

CONCLUSIONS.

1° Il est indispensable que l'homme entretienne la surface de son corps dans un état de propreté constante. Or, actuellement, aucun moyen de satisfaire à cette règle d'hygiène n'est mis à la disposition du soldat.

2° Différents systèmes ont déjà été proposés pour combler cette lacune. Parmi ceux-ci, celui proposé par M. Vallin nous paraît réunir, au plus haut degré, les conditions d'économie et de rapidité de fonctionnement désirables. Il consisterait en aspersions et en savonnages, opérés sur chaque homme, au moins une fois tous les quinze jours, avec de l'eau chauffée à 18° ou 20°, pendant l'hiver, et dans une chambre dont la température serait également de 18° en moyenne. La consommation d'eau se réduirait à 10 ou 15 litres par homme.

3° La modicité relative de la dépense occasionnée par une telle innovation, mise en regard des avantages immédiats et secondaires, particuliers et généraux, qu'elle procurerait à l'Armée comme au Pays, nous paraît rendre désirable, au plus haut point, la prise en considération de ce système et son application au lavage des soldats dans les casernes.

A. Parent, imprimeur de la Faculté de Médecine, rue M.-le-Prince, 31.